AF298972

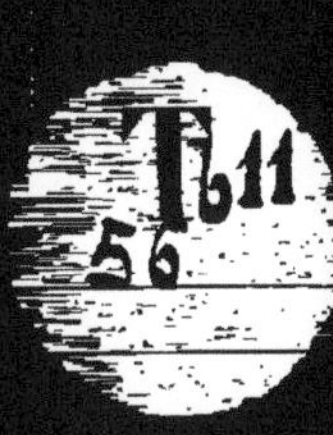

T 611
56

MÉMOIRE

PRÉSENTÉ

A L'INSTITUT

DE FRANCE,

Par A. PROST, docteur en médecine,

En faisant hommage à cette savante Compagnie de la première partie de l'ouvrage ayant pour titre : La Science de l'Homme, mise en rapport avec les Sciences physiques, ou la Philosophie de la Nature, d'après l'état des Sciences au XIXᵉ. siècle.

A PARIS,

DE L'IMPRIMERIE DE GUIRAUDET,

RUE SAINT-HONORÉ, N°. 315.

1822.

L'objet de ce Mémoire est d'indiquer la marche suivie par M. Prost dans l'étude de la vie. Ce médecin s'étant vu entraîné, par les sujets qu'il observait, au delà du but qu'il se proposait, a dû examiner de grandes questions, puisqu'il lui importait de savoir comment l'air et la lumière agissent sur les corps vivans. D'un phénomène appelé à un autre, par la liaison de celui-ci avec le précédent, cet observateur a été conduit ainsi, de proche en proche, dans un champ si vaste, que la nature entière est devenue son objet.

Les discussions les plus imposantes sur la gravitation céleste, la pesanteur, la lumière, la chaleur, et sur le pouvoir des corps environnans, sur ceux qui jouissent de la vie, ont conduit cet écrivain à des problèmes qu'il appartient de juger au corps savant auquel ils sont soumis. C'est pour ajouter aux explications contenues dans ce livre quelques développemens nouveaux, et faire connaître l'esprit dans lequel il est écrit, que ce Mémoire est publié (1).

---

(1) Les ouvrages précédemment publiés par cet écrivain, sont : *La Médecine éclairée par l'ouverture des corps*, 2 vol. in-8°. Prix, 8 fr. *Essai sur la Sensibilité*, 1 vol. 3 fr. *Premier, deuxième et troisième Coups d'œil sur la Folie. Dissertation sur les Sympathies.*

A L'INSTITUT DE FRANCE.

J'ai désiré connaître la nature dans tout ce qui concerne la vie, non-seulement comme physiologiste médecin, mais encore comme philosophe. Pour arriver à mon but, je me suis adressé à la nature, avec la pensée qu'il me convenait de l'interroger dans tout ce qui regarde la vie, et de ne voir et de n'entendre dans mes recherches que la nature. Ainsi qu'un écolier qui perdrait ses maîtres au moment où il a pris le goût de l'instruction, je me suis engagé seul, pour ainsi dire, dans une carrière dont je ne connaissais ni l'étendue ni les contours.

Qu'est la vie ? en quoi consiste-t-elle ? où commence-t-elle ? où cesse-t-elle ? voilà les questions que je me suis proposé d'éclairer, sans m'inquiéter si je parviendrais à les résoudre. Je n'ai point raisonné en savant, mais en homme qui désire apprendre. Pour mieux réussir dans mon entreprise, j'ai cherché à me persuader que je ne savais rien. Effectivement, le peu de confiance que m'inspirait ce que j'avais appris ne m'offrait aucune difficulté pour le regarder comme rien. Il m'a donc été facile de me considérer comme un enfant qui se fait écolier.

Je jouis de la vie, les animaux et les plantes vivent ! voilà mon début dans ma nouvelle carrière. Qu'est-ce que c'est que vivre ? première question posée à l'introduction de mon étude. Vivre, c'est être d'une manière temporaire, c'est être composé d'organes, et de parties qui exercent par elles-mêmes des mouvemens qui se font avec ordre, qui sont réciproques et tellement liés entre eux, que leur harmonie me persuade qu'ils s'opèrent dans un intérêt commun, et pour un but général.

Vivre, c'est commercer avec les matières et les corps environnans, c'est éprouver l'action de ces corps, pour leur devoir les effets dont se compose la vie. Il est naturel de penser d'après cela que la vie diffère en raison du commerce par lequel elle est entretenue, et suivant la nature des corps qui prennent part à ce commerce, pour participer à toutes les raisons auxquelles il est soumis dans toute la nature.

Voilà un tableau de la vie qui se résume en un exposé très-succint. Combien cependant ce tableau est déjà immense ! La vie tient à l'air, à la lumière et à la chaleur ; le froid ne commande pas moins aux causes dont elle dépend. L'être qui vit ressemble plus ou moins à ceux qui jouissent comme lui de l'attribution de la vie ; il communique intimement avec quelques-uns ; il correspond avec d'autres par des relations plus éloignées et moins importantes pour lui. Enfin, il se trouve lié par un commerce quelconque avec toute la nature.

Comment, dans un tel état de choses, ne pas commencer l'étude de la vie par cette communication de l'être vivant avec tout ce qui l'environne? Ma marche est trop simple, ma règle trop naturelle, pour ne pas débuter ainsi dans l'étude à laquelle je m'engage, puisque je m'abandonne à la nature, et que cette souveraine ne conduit qu'à la lueur du flambeau par lequel on la découvre.

Je n'ai fait qu'un pas encore, et me voilà au milieu de l'univers, attaché à tout ce qui le compose! C'est l'air, c'est la lumière que je dois étudier; car l'un et l'autre enchaînent la vie. Mais dans l'air se trouvent le jour et la nuit; l'air contient des principes éminens; celui des phénomènes électriques s'y confond avec la cause des mouvemens magnétiques et galvaniques. Cet air, désigné par le mot atmosphère, est un corps immense; en lui se mélangent tous les corps par les émanations qu'ils lui fournissent. Propre à la vie, dans un endroit, l'air lui est défavorable tout près de là. Mais quoi! j'ai à peine porté mes regards sur ce corps, qui ne paraît pas en être un, tant il est élastique et invisible, que je trouve dans l'air l'ennemi de la vie, et une armée ennemie qui conspire contre elle!

Quelle est ma position à ce début d'une étude qui me paraissait toute simple! Ici l'air conjure contre la vie, en multipliant ses efforts pour la répandre! L'air, où une espèce de corps vivans trouve la mort, est le procréateur d'une multitude prodigieuse d'espèces d'autres êtres, pour qui cette mésaventure est le plus grand des bienfaits, puisque la vie n'eût rien été pour les germes qui se développent à la faveur de cet événement, s'il n'avait pas eu lieu !

O combien l'air s'agrandit devant mes yeux ! Quel intérêt n'ai-je pas à le connaitre, pour arriver à savoir ce qu'est, ce que peut être la vie ! Mais l'air se compose de tant de parties, ses mouvemens sont si variés, ses changemens si multipliés, que ce corps seul suffirait à l'existence de l'homme pour l'étudier sous tous les rapports qui intéressent la vie ! Que faire dans une telle position? Renoncer à cette étude, c'est éteindre le flambeau que je voudrais allumer, c'est m'arrêter quand tout me porte à avancer !

De l'air, je passe à la lumière. Quelle n'est pas ma surprise : le corps qui paraît le plus simple est un composé prodigieux ! Je cherche les lois sous lesquelles la lumière est placée, et me voilà dans une sorte de calme. La nature qui agrandissait les objets de mes premiers regards semble venir à moi pour me rassurer et m'encourager, en me découvrant la simplicité de ses lois, et en me laissant apercevoir que tout est simple en elle, et qu'elle n'a l'air de se cacher que pour se montrer plus belle.

Je tiens en mes mains un corps qui ne ressemble en rien à la lumière ; au milieu d'un endroit obscur, je frappe ce corps contre un autre aussi sombre, et la lumière en jaillit ! D'où vient donc cette lumière? où était-elle? Qu'est-elle donc avant de se montrer à mon œil flatté, à mon esprit charmé de son impression, cette lumière si importante, qu'elle devient le soutien, le bonheur de la vie, qu'elle donne, entretient et développe?

Je suis les trajets que parcourt la lumière, et je la vois changer en traversant les corps, pour devenir d'autant plus vive que ceux-ci sont plus denses. Je vois plus encore : la lumière se convertit en feu; elle est la source de la chaleur qu'elle répand, en raison du resserrement et de la vitesse avec laquelle ses molécules se meuvent. Quelque froide que soit la nature des corps qu'elle parcourt, ils ne nuisent point à l'accroissement de la chaleur de ce fluide.

La lumière et le feu, qui se confondaient d'abord dans ma pensée, se distinguent bientôt; et je vois qu'il y a entre la lumière et la combustion une différence frappante, tout en remarquant que ces deux grands résultats se confondent sous beaucoup de rapports.

Ici, un fluide lumineux devient une cause de chaleur parce qu'il s'éloigne de son foyer. Là, un fluide également lumineux cesse d'échauffer, en raison de ce qu'il s'éloigne du foyer dont il émane. Quelle différence! à quoi tient ce problème?

La lumière devient la cause de la chaleur quand ses molécules se resserrent et prennent de la vitesse, comme cela a lieu dans les corps transparens. La densité de ces corps, voilà la raison de ce phénomène. Au contraire, la lumière qui provient de la combustion, et la chaleur qui l'accompagne, décroissent, en même temps, dans la proportion de leur éloignement du foyer qui les a développées !

Quoi ! pour étudier la vie, et savoir ce que peut à son égard la lumière, me voilà attaché aux problèmes les plus délicats de la physique; et pour avoir pris une route nouvelle, je me trouve sur un terrain cultivé, il est vrai, mais rempli encore de bruyères, et dont les sillons m'annoncent que la nature attend que des mains hardies viennent découvrir les germes que compriment les cailloux, dont son domaine est rempli !

Comment se meuvent nos organes ? quelle est la puissance dont ressortent les pouvoirs auxquels sont dus tant et de si grands mouvemens ? Tout s'agite au dedans des corps vivans; sur leur peau, tout est mouvement; et un échange continuel entre les matières qui sont en nous et celles qui nous environnent me montre le commerce le plus étendu, et une succession de procédés tellement conformes, que je ne sais plus si la vie commence dans l'air, sur ma peau ou dans mes poumons.

Vivre, est-ce donc donner une forme nouvelle à tout ce qui nous environne ? Je le croirais, tant je vois de matières s'introduire dans mes organes, pour en contracter la nature. Ici, la lumière et l'air pénètrent toute la surface de mon corps ; là, les mêmes matières s'insinuent par mes narines et ma bouche, pour descendre dans ma poitrine. Plusieurs fois par jour j'éprouve le besoin, ou ressens l'envie d'avaler, et ce qui passe dans mon estomac s'insinue subtilement dans mes humeurs, s'attache à mes organes et s'en détache, pour dédommager l'air de ce qu'il me cède. Enfin j'éprouve, des corps qui m'environnent, des dons que j'acquitte aussitôt par ce que je fournis continuellement à l'air et à ces mêmes corps qui pourvoient à l'entretien de la vie dans mes organes.

L'homme, l'animal et la plante ne sont plus à mes yeux que des laboratoires organiques, dans lesquels ce qui nous environne vient changer de nature pour retourner de nouveau dans l'air, contracter de nouvelles attributions, afin de passer à des états toujours différens. Voilà la vie, et les corps qui en jouissent, bien examinés, sont de singuliers problèmes !

Comment pénètrent les matières qui s'insinuent en nous par des ouvertures si petites, qu'il me faut un microscope pour les apercevoir ? et celles qui en sortent, par où s'échappent-elles ? Y a-t-il sur ma peau des ouvertures absorbantes et d'autres qui exhalent ? Quels sont les pouvoirs qui portent de dedans en dehors ? Sont-ils les mêmes que ceux qui insinuent de dehors en dedans les fluides qui pénètrent en moi ? Dira-t-on que les premiers sont des pouvoirs organiques ? Et les seconds, que sont-ils ? Est-ce qu'il y a au delà de notre peau des forces vitales ? Voilà de grandes questions ! Que pouvons-nous donc dire de la vie, si nous n'étudions tous ces sujets.

Me voici sur un terrain fort spacieux. On dit

que les pouvoirs dont résultent nos mouvemens
sont des *forces* : mais j'ai beau interroger la physiologie et la physique pour savoir ce qu'il faut
entendre par *forces*, personne ne répond. Un mot,
lancé sans doute par quelque fugitif, incapable de
satisfaire à une demande bien naturelle, est resté là
comme une preuve de l'ignorance de son auteur.
Plus hardi que d'autres, sans doute, je prends le
mot pour essayer d'en faire une expression ; et, pour
arriver à mon but, je le place partout où il a été
mis, et en dernier résultat, je fais les assemblages
suivans : *forces magnétiques, forces électriques,
forces galvaniques.*

Je m'arrête un instant, et je vois que dans ces
cas divers le mot *force* s'allie avec la supposition
d'un principe éminemment élastique. C'est un
fluide qu'on ne voit pas, qu'on ne conçoit guère,
mais dont notre pensée se pénètre assez pour lui
donner une sorte de réalité. Je pousse mes comparaisons ou mes recherches plus loin, et je
trouve, *forces organiques.*

Voilà quatre hypothèses, admises par les plus
scrupuleux et les plus hardis en physiologie et en
physique. Elles le sont même en médecine, où
l'on avance à présent avec peine dans les hypothèses nouvelles, tant on est surchargé des anciennes. Ces hypothèses m'enhardissent, car je
ne peux m'en dispenser. Et après avoir allié l'idée
d'un *fluide* au mot *force*, je me trouve dans la nécessité d'aller plus avant ; ne fût-ce que pour me
rendre compte des pouvoirs qui sont autour de

nous , et qui introduisent, par notre peau, la lu-
-mière , l'air et les autres matières qui nous environnent et qui pénètrent dans nos organes. J'ai
dû chercher à donner un sens à ce mot. Je ne
saurais en faire une *expression* s'il n'exprime
rien. Donnons-lui donc une sorte de vie , faisons
qu'il représente quelque chose.

Par *force* , j'entends le pouvoir exercé par un
principe qu'on nomme *fluide* ; ce principe flue en
effet avec une vitesse prodigieuse. Quel grand domaine que celui qui est exploité par des *forces* ,
représentées par un *fluide* ! L'électricité et la vie,
seules, comprennent tant de phénomènes dans la
nature , qu'une grande partie de ceux que nous
pouvons étudier se trouvent compris sous ces deux
pouvoirs. Joignons à cela le concours immense
du magnétisme , et nous verrons que le grand
nombre des mouvemens dépend des forces de
cette nature.

De ces forces diverses nous sommes naturellement conduits à examiner celles qui agissent au
dehors de nous pour l'introduction de la lumière,
de l'air et de toutes les matières de ce genre qui
s'immiscent à nos humeurs. C'est ici que la pesanteur , et la gravitation envisagée comme propriété
universelle , méritent et fixent notre attention.

Je commence par la pesanteur ; comme étant le
phénomène le plus à notre portée. Qu'entend-on ,
que peut-on entendre par poids ? En quoi diffère
le poids de la pesanteur ? Pourquoi un corps pèse-
t-il d'autant plus que , venant de plus loin , il s'ap-

proche davantage de la terre ? Pourquoi la vitesse de son mouvement s'accroît-elle en raison de l'espace et du temps ? Le mot *force*, appliqué à tous ces phénomènes, est-il encore insignifiant à leur égard ? Peut-on lui adjoindre la pensée d'un fluide de la nature de ceux dont nous venons de parler ? En ce cas, ce mot devenant expressif, la simplicité de la nature recevrait un témoignage de plus, et des phénomènes également soumis à une loi universelle se joindraient de toute part pour attester que, dans un langage facile, on peut trouver les résultats les plus imposans, les solutions les plus vraisemblables et les plus lumineuses.

Comment les fluides qui nous environnent pénètrent-ils en nous ? Est-ce par la pesanteur, par des forces physiques représentées ou dépendantes d'un fluide ? par quoi enfin ? Me dira-t-on que ces matières sont attirées ? je demande ce qu'on entend par attraction. Que sont les forces *attractives*, sinon des pouvoirs de la nature de ceux qui tiennent à un fluide ? Si la pesanteur provenait d'une cause de cette nature, elle serait soumise aux mêmes lois. N'est-ce pas ce qui a lieu ? Cette faculté ne se confond-elle pas avec les phénomènes électriques et magnétiques ? Toutes ces questions se lient si étroitement, qu'elles paraissent sortir les unes des autres ; et il est difficile, même pour le physiologiste, de ne pas les discutter successivement, ne fût-ce que pour savoir jusqu'où peuvent s'étendre de telles questions, et connaître le jour qu'elles sont dans le cas de répandre sur toute

la nature, et même sur la vie. Je suis loin de re-
gretter le temps que j'ai donné à tous ces sujets,
surtout dans l'intérêt de l'homme, de la théorie
de ses mouvemens, en santé et pendant les maladies.

La pesanteur se soumet tellement à l'action
d'un fluide, que je démontre, dans l'ouvrage que
j'ai l'honneur de présenter à l'Institut, l'importance de soumettre cette faculté des corps au même
langage que l'électricité, le magnétisme et le galvanisme, qui ne sont que des phénomènes variés,
dépendant du principe par lequel ceux de la pesanteur s'expliquent, comme la lumière et la
chaleur.

Nous voici arrivés à examiner la gravitation
céleste, toujours entraînés par la similitude des
faits, et non-seulement par leurs rapports, mais
encore par les lois qui les comprennent également.
Qu'est-ce que l'on peut entendre par *gravitation?*
Comment les astres agissent-ils les uns sur les
autres à de si grandes distances? Sont-ils mus par
des *forces*, et ces *forces* sont-elles de la nature
des pouvoirs qui président à la vie, aux phénomènes électriques, magnétiques, galvaniques, et
à la pesanteur? Je ne veux pas m'en tenir aux
présomptions de Newton, et au discours de ce
physicien-philosophe, que j'ai transcrit dans mon
ouvrage : il faut plus encore, dans la situation où
nous nous trouvons; il est indispensable de continuer la liaison des phénomènes, pour que de la
comparaison de ceux du ciel avec tout ce qui a

lieu sur la terre et en nous, nous puissions porter un jugement raisonné, et fondé sur la généralité des mouvemens et sur les faits les mieux connus.

Un corps deviendrait plus pesant, c'est-à-dire qu'il acquerrerait plus de vitesse, en raison de ce qu'il se rapproche de la terre, parce que le mouvement des corps étant relatif à la quantité du principe qui constitue leurs forces, ceux qui tombent se chargent de plus en plus de ce principe! La vitesse des corps projetés, tenant aux mêmes lois, diminuerait par conséquent suivant les trajets qu'ils parcourent; car nous avons admis comme loi que le mouvement s'accroît quand un corps se rapproche de son centre d'action, et qu'il diminue suivant qu'il s'en éloigne. Celui qui se rapproche de son centre de gravité en acquerrait-il continuellement plus, et progressivement, parce que le foyer du principe du mouvement se trouve toujours au centre du corps, qui devient celui du système des forces?

Toutes les parties de la terre, au nombre desquelles se trouvent les corps qu'elle comprend, sont dans le même cas, relativement à la pesanteur; et je démontre, autant qu'il est en nous de le faire, que tous les mouvemens qui se passent dans notre atmosphère tiennent au principe qui anime la terre comme force propre et commune à ce globe. Des principes reconnus ou admis en traitant des phénomènes magnétiques et électriques, ainsi que de la pesanteur, il résulte que ces effets proviennent d'un même moyen, c'est-à-dire d'un principe qui est pour l'univers ce qu'est pour nos organes le principe de la vie.

Comment oserions-nous soutenir que la nature est simple, si le phénomène de la gravitation céleste ne tenait aux raisons de tous les mouvemens que nous venons d'analyser? et comment le soleil enchaînerait-il les planètes et les comètes à sa puissance, si le moyen des mouvemens de tous ces corps ne leur était commun, si la loi du mouvement n'était universelle?

La grande question de savoir si tous les corps célestes sont liés par un principe de la nature de ceux dont nous venons de parler, et que nous ne considérons que comme des modifications d'un principe qui remplit le monde, se trouve résolue, pour ainsi dire, par tous les phénomènes que nous avons déjà examinés.

Aux chapitres qui traitent de tous ces sujets, je suis entré, à leur égard, dans des considérations propres à éclairer cette discussion, en insistant particulièrement sur la nature des matières qui composent les atmosphères des astres. L'un des grands argumens en faveur de mes hypothèses (car ce nom seul convient à nos discours sur tous les corps qui sont insaisissables, comme les fluides, éminemment élastiques, qui m'occupent), c'est que les matières gazeuses ont une propension naturelle à un agrandissement progressif, et que si l'espace qui sépare ces atmosphères était vide, il se trouverait bientôt rempli par le développement des gaz qui composent les atmosphères dont il s'agit.

M'exprimant dans le même sens que Newton, qui prétend qu'une molécule d'air, livrée à l'expansibilité dont elle est susceptible, peut occuper un espace sept cent mille fois plus grand que celui qui la contient dans cet état, je crois démontrer, conformément aux principes de la physique et de la chimie, que le vide est une chimère, non une fille de l'antiquité, mais un enfant de l'ignorance.

Le monde étant rempli par un fluide éminemment élastique, non-seulement il n'y a point de vide entre les astres, mais encore ce principe, d'après tout ce que nous savons de l'électricité, du magnétisme et du galvanisme, est un agent puissant, et capable de tous les mouvemens du ciel.

Les comètes éprouvent des phénomènes qui deviennent autant de témoignages de l'existence universelle du principe auquel se rattachent tous les mouvemens. Ces astres, dont la théorie est rigoureusement celle de la pesanteur, répandent sur la cause de la lumière les idées les plus grandes, et en même temps les plus propres à combattre l'hypothèse du vide. La comète qui s'éloigne du soleil devient d'autant plus obscure, et son mouvement se ralentit dans la même proportion, tandis qu'à son retour vers l'astre central, ce globe acquiert de la vitesse à mesure qu'il devient plus lumineux. Comment ces phénomènes ne jetteraient-ils pas l'instruction la plus entraînante, d'après ce que nous savons de la lumière, du feu et de l'électricité ?

La comète qui se rapproche du soleil acquiert

de la vitesse, suivant les physiciens, parce qu'elle se dirige sur son centre de gravitation. Nous sommes d'accord sur ce point; seulement j'explique ce phénomène en disant, les comètes acquièrent de la vitesse parce qu'elles se chargent de plus en plus du fluide qui les environne; et comme le fluide universel devient lumineux quand il se meut avec une grande vitesse, j'attribue à cette dernière raison la lumière croissante au périhilie de ces astres, et décroissante à l'aphélie.

La théorie la plus simple comprend en même temps les phénomènes de l'électricité, ceux de la lumière et de la chaleur, ceux de la pesanteur et de la gravitation céleste. C'est au même moyen que nous rapportons tous ces phénomènes; et les mouvemens du ciel, soumis à un pouvoir universel et à une loi absolue, deviennent un sujet nouveau de répandre la plus grande clarté dans la théorie de tous les mouvemens en particulier, comme dans celle de leur ensemble.

Des incursions dans lesquelles on croit devoir se perdre deviennent cependant les moyens d'éclairer les points les plus obscurs de la physique et de la physiologie. C'est, en effet, dans le rapprochement de nos connaissances sur la lumière, la chaleur, l'électricité et les mouvemens organiques, que je trouve les raisons de combattre l'incandescence du soleil et des comètes, en démontrant que cette hypothèse est la plus absurde de celles qu'il convient à la physique de repousser.

La théorie de la combustion s'unit à celle de la

lumière, de l'électricité et de la pesanteur, pour combattre la supposition que le soleil est un foyer ardent ; la lumière qui provient de cet astre est la même que celle qui jaillit d'un corps chargé d'électricité, et la chaleur que nous ressentons sous les rayons du soleil est une suite des modifications qu'éprouve la lumière en parcourant des corps de plus en plus denses. Cette chaleur, qu'il faut attribuer à plusieurs causes physiques et chimiques, va en diminuant à mesure qu'on observe les rayons solaires plus loin de la surface de la terre : preuve évidente que le feu ne vient pas du soleil comme foyer de combustion, mais bien comme centre d'action d'où part la lumière, à laquelle se rapportent les mouvemens intérieurs de la terre, y compris ceux de l'atmosphère qui en fait partie.

La théorie que je propose sur ce sujet est un hommage rendu aux progrès de la physique dans ces derniers temps. Plus on réfléchira sur cette théorie, et plus on se convaincra qu'elle ne m'appartient pas, puisque je l'ai prise dans tous les écrits qui concernent les phénomènes électriques, le calorique et la lumière.

Comment n'est-on pas révolté de l'idée d'un feu qui comprendrait un corps treize cent mille fois plus gros que la terre ! Ce foyer, dans le sens où on l'entend, se composerait de matières combustibles qui brûlent toutes à la fois ; mais brûler, n'est-ce pas changer d'état ? Le corps qui brûle reste-t-il donc le même ? Comment les physiciens peuvent-ils s'entendre à cet égard? Cependant le soleil est toujours le soleil, et le même soleil sans doute. Quoi ! on ose parler science, combustion, chaleur, équilibre, harmonie, et on peut s'exprimer ainsi ! Il n'y a pas un homme sur la terre qui, ayant vu brûler des matières quelconques, s'avisât de dire qu'un corps en combustion reste le même; et les physiciens peuvent tenir ouvertement un tel langage ! A quoi bon la science, si le sens commun lui est étranger?

Je parle de la combustion comme tout physicien doit l'entendre. Qui donc encore a expliqué ce phénomène sans prouver qu'il concerne les métamorphoses les plus rapides? Les valets qui s'expriment devant des maîtres puissans et cruels tremblent de dire des choses qui soient contraires à la pensée de ces despotes; mais où sont les tyrans qui nous obligent à dire des choses si opposées au sens commun, si contradictoires à toutes nos connaissances ?

Le soleil et les comètes sont des globes fort électriques ; il arrive au premier ce qui a lieu sur un plateau de verre qui se meut avec vitesse ; ces corps dégagent du fluide qui les environne, des molécules qui deviennent lumineuses, suivant les mêmes lois. Les comètes, quand leur vitesse est considérable, en font autant; il n'y a rien en cela qui concerne la combustion des matières dont se composent ces corps divers. La grande clarté que répand le soleil est une conséquence de son volume et de la prodigieuse vitesse de sa rotation; la flamme qu'il jette est celle que répand un corps électrisé : elle est considérable, il est vrai; mais cela tient au volume, à la nature idio-électrique, aux mouvemens de cet astre, et à son grand commerce avec tous les corps qui l'environnent.

Selon la doctrine ordinaire, le fluide lumineux que lancent le soleil et les comètes provient de la substance de ces astres, tandis que, suivant la h éorie que je propose, il est enlevé par eux au fluide qui les environne. Dans le premier cas, tous les phénomènes se rattachent à la combustion, et dans le second, à l'électrisation. Le soleil et les comètes sont, d'après cette dernière hypothèse, des corps fortement disposés à dégager le fluide qui les environne sous la forme électrique, et cette faculté tient également à la nature de ces corps et à la vitesse de leurs mouvemens. Quant à la projection de la lumière, elle n'est de même qu'une conséquence des lois auxquelles le fluide électrique et le calorique sont soumis.

Ce n'est pas le feu que lance le soleil, mais la cause de la chaleur; et ce résultat n'est, d'après mes explications, qu'une suite de la condensation de la lumière et de sa vitesse, déterminées par les milieux que traversent les rayons solaires. Si la chaleur est plus grande à la surface de la terre qu'à une certaine distance du côté du soleil, c'est parce que la réfraction de la lumière en multiplie les rayons, en ajoutant à sa vitesse : tout cela tient encore aux combinaisons chimiques qui sont déterminées par l'influence solaire, et dans lesquelles le calorique se dégage en rayonnant.

Dans ces explications, on trouve un ensemble de considérations, tel qu'il se présente généralement dans les phénomènes de la nature, où l'on voit les causes et les résultats se confondre, pour se reproduire réciproquement, se multiplier, et donner lieu à la succession des mouvemens et de toutes les productions qui nous sont connues.

Le monde se présente à notre vue et à notre esprit comme un tout organique, dont la comparaison avec l'homme offre les rapprochemens les plus curieux et les plus intéressans. Je passe de suite à notre système solaire, après avoir porté quelques regards sur la foule des systèmes de même nature dont est peuplé le ciel. Partout se trouvent des conditions essentielles auxquelles se rapportent le mouvement, la réciprocité, l'équilibration, l'équilibre, l'harmonie et l'unité. Des phénomènes particuliers, je passe à l'ordre qui règne dans le monde, pour démontrer que le soleil agit sur les astres secondaires comme la tête sur toutes les autres parties du corps. La philosophie, qui me guide dans ces grandes recherches, me porte toujours aux idées les plus simples. Je compare le principe qui anime l'univers à celui qui domine sur l'animal et sur la plante. C'est une cause, et à la fois un résultat de ce qui se passe dans le système universel au premier cas , et de ce qui a lieu dans le système animal et végétal au second cas.

Je partage , sous certains rapports , la théorie de Franklin, qui s'agrandit dans celle-ci , à laquelle elle imprime le caractère de la philosophie de ce grand homme. Tous les corps , dans le ciel comme sur la terre , sont pénétrés et remplis par un fluide qui lie entre eux toutes les parties de l'univers de la même manière qu'en nous , il met en rapport tous nos organes. Ce principe est la source de toutes les propriétés ; c'est par lui que sont établies toutes les forces ; tous les mouvemens enfin en sont les résultats. Ainsi la lumière , la chaleur , les pouvoirs magnétiques, électriques et galvaniques , les forces organiques, chimiques , et toutes celles qu'on nomme physiques , en sont autant et de simples conséquences.

Pour mieux me faire entendre , et prouver que nous devons raisonner ainsi , je compare ce qui a lieu dans une plante et dans un animal à ce qui concerne le monde. Après avoir admis comme loi constitutionnelle de l'univers , que tous les mouvemens des corps sont une suite de la manière dont ceux-ci réagissent sur les parties les plus élastiques et les plus invisibles de la matière , j'entre dans des explications sur ce qu'on doit entendre par *forces* , sur la manière d'agir des forces entre elles , et sur la législation à laquelle sont dus l'équilibre et l'harmonie , soit dans l'univers , soit dans nos organes.

Tous les corps sont pénétrés par le principe universel ; mais ce principe contracte des formes relatives à chaque espèce de corps. Cette législation se continue jusqu'aux plus petites molécules des corps, soit inanimés, soit animés.

Le fluide dont un corps est pénétré reste calme tant qu'un autre corps ne le met pas en mouvement. Cette seconde cause est ce que je nomme *excitation*, tandis que la première est appelée *cause latente* ou *force propre*. Qu'il s'agisse de la lumière, de la chaleur, de l'électricité, du magnétisme et du galvanisme, de l'attraction, de la répulsion et des mouvemens organiques, enfin, toujours la double condition est nécessaire. Le fluide latent dans un corps est comme nul tant qu'il n'est pas provoqué au mouvement par un autre fluide. C'est de cette combinaison de deux *masses* de fluides que se composent les forces, et que proviennent les mouvemens dans la nature entière.

Chaque astre, ainsi que tout être organisé, jouissant de la vie, est rempli du fluide universel ; mais ce fluide n'est mis en mouvement que par ceux qui lui viennent du dehors. Le soleil est le grand excitateur de notre univers. C'est par le fluide qu'il lance sur les planètes et les comètes, que ces astres secondaires sont animés ; les fluides qui leur sont propres, combinés avec ceux de l'astre central, prennent un *ton de vie* qui est le principe de tous les mouvemens de ces corps. Le soleil, de son côté, doit aux fluides que les comètes et les planètes lancent sur lui, l'excitation sans laquelle tout son pouvoir serait bientôt suspendu.

Nonobstant ce commerce entre les planètes, les comètes et le soleil, il en existe un autre entre ces corps réciproquement, qui n'est pas moins important aux mouvemens de tout ce système. C'est de ces excitations, aussi multipliées que variées, que dépendent les révolutions de notre univers, son harmonie, et la sympathie qui existe entre toutes les parties qui le composent. Cette correspondance, qu'attestent non-seulement tout ce que nous voyons, mais encore les écrits des philosophes les plus distingués parmi les savans qui honorent les sciences physiques, nous rend compte des phénomènes les plus imposans, comme des moins importans de l'univers.

Tout ce qui tient à la réciprocité des corps et des forces, l'équilibration des uns et des autres, l'équilibre comme cause de l'harmonie et de l'ordre, son défaut comme principe du désordre, voilà des sujets sur lesquels j'ai cru devoir attacher mon attention, pour éclairer dans tous les cas les plus grandes questions, et dans beaucoup de circonstances, résoudre des problèmes dont on ne pouvait approcher avec quelque avantage qu'au moyen du flambeau de la philosophie, flambeau par lequel mes regards sont constamment dirigés.

Je parcours le ciel en m'arrêtant sur tous les points qui peuvent fixer l'attention d'un observateur. Je ne traite aucun sujet sans l'étudier dans la comparaison de tous les faits qui s'y rattachent. C'est par le connu que je fais ensorte d'éclairer l'inconnu; et si mon imagination a quelquefois l'initiative, elle n'est présente à aucune délibération. C'est toujours par les faits que je m'exprime, et par eux que je me laisse conduire. Je vois l'univers sous le même aspect que tout autre système organique. Un pouvoir central, des forces éloignées, un concours dans lequel tout est réciproque, voilà ce qui me frappe et m'arrête.

Le monde est un grand corps qui vit toujours, parce que le principe de la vie ne peut lui échapper; c'est parce qu'il se rajeunit sur un point, à mesure qu'il perd dé sa vigueur sur un autre, que ce monde apparaît toujours le même aux passagères générations. Ce que nous savons de sa durée est si peu de chose en raison de son étendue, et de ce que nous voyons, comme de ce que nous ne voyons pas, puisque nous nous perdons dans des espaces infinis, que le philosophe ne peut se dispenser de convenir, et qu'il a besoin de dire que le monde est si beau et si merveilleux, qu'il est l'ouvrage sans doute d'un être dont la grandeur et la toute-puissance surpassent de beaucoup toutes nos pensées.

Après avoir admiré, comme créature pénétrée de la toute-puissance du créateur, un si bel ouvrage, je me rapproche de ma cabane, et m'occupe du système qui lie entre elles la terre et la lune. Un grand commerce dans la comparaison de ce qui se passe autour de moi, et de simples rapports de voisinage, dans la considération de l'univers, m'arrêtent quelque temps. Je reconnais la législation de l'univers dans tout ce qui concerne ces deux planètes. Leur action est réciproque, et chacune agit sur l'autre en raison de son volume. La terre, par conséquent, est la gouvernante; car la lune ne peut figurer en vers nous que d'une manière secondaire; mais son pouvoir sur les révolutions intérieures de notre globe n'en est pas moins évident et important pour nous.

C'est toujours comme excitateurs réciproques qu'on voit figurer la planète principale et son satellite. Le fluide que la lune lance sur la terre devient un puissant excitateur, concernant le fluide propre de notre globe, celui qu'on appelle calorique latent, électricité, cause du feu et de la lumière, et surtout principe magnétique, enfin principe du mouvement.

Le fluide que lance la lune sur nous tient nécessairement de la nature de cet astre, et surtout de la lenteur de ses mouvemens, qui sont à ceux du soleil comme cinq est à deux mille quarante. Souvent insidieux, les mouvemens causés par la lune se manifestent cependant avec impétuosité sur l'Océan. J'ai cru devoir m'occuper de ce phénomène d'une manière toute particulière; et, après l'avoir étudié avec quelque attention dans la comparaison des vents, dont la violence et les circonstances se lient aux phénomènes des marées, j'ai proposé une théorie qui comprend les uns et les autres sous un même aspect, en rattachant ces mouvemens divers à la théorie des forces et des révolutions de l'univers.

A l'occasion des marées, j'ai dû m'occuper du triple commerce du soleil, de la terre et de la lune. C'est dans ces rapprochemens que la philosophie admire la grandeur des vues et la simplicité des moyens et des lois de la nature. Ces astres se partagent les phénomènes essentiels qui ont lieu sur notre globe. Le principal agit en souverain *magnifique* autant que *libéral;* la lune, beaucoup moins puissante, tire parti de son voisinage pour imprimer son action d'une manière vive en quelques circonstances, douce et paisible dans la généralité de ses influences. L'astre qui se cache si souvent, et qui se montre timide en tout lieu, répand l'épouvante sur les ondes. Toujours, néanmoins, la lune agit par des moyens difficiles à découvrir. Quelle différence pour l'astre qui règne sur le feu et par la lumière ! Partout il s'exprime en maître ; tout se meut et s'agite sous son influence. Avide de jouissances, celui qui anime la terre, en développant les corps, les multiplie à l'équateur comme des fantômes qui s'usent promptement par les mouvemens précipités qui les procréent et les emmènent, comme s'il se complaisait dans la vivacité et la pétulance qu'il donne.

Je considère le fluide propre de notre planète, celui dont elle est pénétrée comme corps, sous le double rapport de son commerce ; c'est-à-dire qu'il se présente comme un composé des émanations de toutes les parties et de tous les corps dont la terre

est formée, puis des émanations que la lune lui
adjoint, enfin, de celles bien plus puissantes que
le soleil nous fournit. C'est ainsi que j'envisage le
principe de la vie en nous, en le considérant toujours comme étant produit par le concours des influences qui nous viennent du dehors et de toutes
les émanations de nos organes, confondues en un
principe infiniment léger auquel tient la vie. Le
fluide que lance le soleil est, dans cette théorie,
l'excitateur suprême de la terre, tandis que celui
de la lune est un excitateur bien inférieur. Cependant, ce dernier pouvoir prend un rang distingué
sur l'Océan, comme nous le démontrons par la
théorie des mouvemens de cette masse liquide.

Le créateur ayant soumis l'univers à la même
législation, il était indispensable que l'ordre établi
entre les astres le fût sur chacun d'eux, entre les
parties qui les constituent. C'est ainsi que, pour
notre globe, deux grands pouvoirs, dont l'un réside sur les premières couches des matières solides
de la terre et l'autre dans les régions inférieures
de l'atmosphère, se provoquent mutuellement, et
que de leur commerce réciproque proviennent les
mouvemens principaux de cette planète.

L'électricité et le magnétisme se partagent les
phénomènes intérieurs de la terre ; mais les forces
réciproques de ces deux grandes classes de mouvemens se comportent toujours de manière à s'exciter les unes et les autres, ensemble tenant à un
principe commun qui est pour la terre ce qu'est
pour l'univers le principe qui remplit le monde,

ce qu'est pour les corps organisés le principe auquel tient la vie et dont proviennent tous nos mouvemens. Ces forces diverses sont la conséquence de ce principe qui prend la forme électrique pour certains mouvemens, la forme magnétique ou galvanique pour d'autres, lors même qu'il est tout aussi identique en lui que le principe procréateur de toutes les couleurs.

Deux choses frappent en même temps nos regards et notre pensée ; elles ont attiré mon attention tout particulièrement. C'est la ressemblance et la dissemblance continuelles de tout ce qui existe dans le monde, soit à l'égard des procédés, des mouvemens ou des opérations de la nature, soit concernant les produits, ou les corps. Des variations lentes et insensibles, mais soutenues, dans toute la nature, amènent des changemens qui impriment à tout ce qui frappe notre vue le caractère de l'hétérogénéité. Cette disposition se montre à son tour l'une des conditions essentielles du mouvement.

A mesure que nous avançons dans l'étude de la nature, nous sommes d'autant plus frappés de l'hétérogénéité des corps, de la différence des procédés et des raisons importantes qui sont attachées, comme conditions nouvelles, à ces premiers résultats, que nous observons plus attentivement tout ce qui est à notre portée.

C'est dans ce qui concerne les phénomènes électriques et galvaniques surtout, que se découvrent les grandes vues du créateur à l'égard de l'hétérogénéité qui distingue les corps, et de la différence qui a rapport aux forces et aux mouvemens.

La composition des piles galvaniques, au moyen des substances minérales, animales et végétales, est, sous le rapport de cette diversité, ce qui a d'abord fixé mon attention. De cette découverte, je suis passé à l'examen de notre globe, et j'ai bientôt acquis la certitude qu'il se compose, ainsi que les piles dont je parle, dans toutes les profondeurs qui nous sont connues, de matières hétérogènes, végétales, animales et minérales.

Le philosophe Franklin est venu m'aider à pénétrer la nature, concernant les moyens du mouvement. Je veux parler des forces, c'est-à-dire des pouvoirs que constitue le fluide qui anime notre planète, dans son corps comme partie solide, et dans l'air comme fluide qui lui est inhérent.

L'inégalité des forces, sinon comme l'entend rigoureusement l'illustre Américain, au moins selon la philosophie de ce savant physicien, est la raison principale de leur action réciproque. Sans cesse le principe des forces de la nature tend à se diviser en pouvoirs inégaux, tandis que l'inégalité des forces est la raison essentielle qui porte leur principe à se réunir de nouveau avec lui-même, et par conséquent à produire le mouvement.

L'ensemble de ces considérations m'a déterminé à comprendre les mouvemens et leurs causes sous un aspect commun. Voici à quoi se réduit à peu près ma théorie à cet égard. Un fluide qui remplit l'univers contient en lui les raisons de tout ce qui a lieu dans le monde , comme la lumière contient toutes les couleurs. Ce principe , ainsi que la lumière, se compose de molécules , et celles-ci sont assez nombreuses et assez variées pour suffire à la production de tous les corps existans. Ces molécules , soit par leur caractère naturel , soit par leurs dispositions , peuvent , dans chaque espèce de corps , contracter des formes relatives à la nature de ceux-ci , et se diviser en autant de genres que les corps en comprennent. Cette division se continue dans nos organes jusqu'aux plus petits vaisseaux.

Ces molécules se divisent et se subdivisent donc, comme le prouve la lumière , qui n'est qu'une conséquence de cette législation , en masses inégales , qui tendent continuellement à réagir les unes sur les autres , pour se confondre de nouveau. L'inégalité de ces *masses* est ce que j'entends par inégalité des *forces* , ou forces *en plus* et forces *en moins*. C'est à cette disposition que se rapportent les raisons essentielles du mouvement, par le fait de la tendance de ces *masses* à se réunir et à se confondre.

L'hétérogénéité des matières et des corps , et la différence des forces, sont , par conséquent , une suite de la composition du fluide universel, dont tout émane dans le monde. Ces premiers résultats deviennent les causes essentielles de tous les phénomènes , de tous les mouvemens et de toutes les productions qui sont à notre portée , et sans doute celles de tout ce qui existe.

Comment une organisation si simple et si belle ne serait-elle pas un témoignage évident de la grandeur et de la toute-puissance de son créateur!

L'inégalité des forces , l'hétérogénéité des matières et des corps, les différences continuelles que présentent les uns et les autres sous le rapport de leur action sur le fluide qui les pénètre; voilà donc des dispositions bien propres à fixer l'attention du philosophe sur les causes dont proviennent les mouvemens , et j'ai cru devoir m'en occuper très-particulièrement.

Le parallèle des forces physiques, chimiques et organiques, le rapport qui existe entre les forces électriques, magnétiques, galvaniques, et celles auxquelles se rattachent la pesanteur et la gravitation, démontrent sans doute les avantages d'étudier la nature sous tous ces aspects, pour parvenir à la juger dans ce qui regarde chacun de ces phénomènes en particulier , comme pour leur appréciation générale.

Le commerce intérieur de la terre tient aux mêmes lois et aux mêmes moyens. Deux grands pouvoirs , dont l'un réside dans les couches extérieures de ce globe et l'autre dans les parties intérieures de l'atmosphère, agissent l'un envers l'autre comme excitateurs mutuels, et donnent lieu , par leur concours, à la généralité des mouvemens , dont les orages , les trombes , les tremblemens de terre et les volcans font partie. Les relations des corps entre eux, leurs communications éloignées ou rapprochées , leurs sympathies ou leurs oppositions dépendent du même moyen , et se font suivant les mêmes lois. C'est toujours par des *forces* que ces phénomènes divers s'exécutent , et ces forces supposent constamment un fluide de la nature de l'électricité , accumulé sur les corps , et dégagé par le concours de quelques pouvoirs qui figurent dans ces mouvemens comme excitateurs.

Des corps , passant aux parties qui les forment , aux organes qui les constituent , on retrouve toujours la même marche; les forces se divisent de plus en plus , et constamment suivant les principes qui ont été annoncés. C'est dans les pouvoirs qui concernent les parties les plus délicates , d'un moindre volume ou d'une moindre étendue, comme les capillaires , que brille particulièment la nature.

Des corps plus inférieurs , tels que les molécules , les animalcules et les plantules , sont les objets sur lesquels les mouvemens semblent inspirer un plus grand intérêt encore.

Ces corps , si petits qu'une gouttelette de fluide en contient un nombre considérable , vivent , sont doués de forces , et animés par des pouvoirs divers. Sur aucun objet la nature n'est plus admirable que sur ces races innombrables qui se dérobent à notre vue.

Les populations les plus multipliées, l'organisation la plus incompréhensible , les attributions les plus extraordinaires , qui sont le partage de tant d'êtres de ce genre , méritent d'autant plus notre attention , que tous les corps supérieurs en volume ne sont que des composés de ceux-ci, et que de grands phénomènes paraissent tenir à quelques lois fort simples.

Les changemens dont sont susceptibles les espèces microscopiques, leurs relations réciproques, les attributions vitales qu'acquièrent et perdent, tour à tour, certaines d'elles, qui restent des années sans donner aucun signe de vie, pour revenir ensuite à cet état ; tels sont les sujets qui, dans la considération des forces vitales et des mouvemens organiques, doivent fixer notre attention, puisque la comparaison de ces phénomènes avec ceux qui concernent les corps volumineux ne peut manquer de jeter un grand jour sur les lois et les procédés de la nature.

Les recherches multipliées auxquelles se sont livrés plusieurs observateurs, tels que Monti, Micheli, Spallanzani, Réaumur, et tout récemment MM. Prévost et Dumas, nous prouvent trop l'intérêt que prend la nature aux espèces microscopiques, pour ne pas les considérer tout particulièrement dans l'étude du mouvement, et surtout de la vie. Le nombre des races qui composent l'ordre des corps inférieurs est d'ailleurs trop considérable pour ne pas les envisager avec une profonde attention, et en tenir compte dans l'étude des corps supérieurs.

J'ai cru devoir confondre l'étude des forces avec celle des propriétés, et distinguer, même en physique, les mouvemens des attributions dont ils ne sont qu'une conséquence. Des rapprochemens entre l'affinité et la sensibilité démontrent que ces propriétés, qui se confondent ou se distinguent en raison des corps, tiennent aux mêmes lois et aux mêmes moyens. Le mouvement, dans les corps physiques comme dans les êtres organisés, est une suite de cette double attribution qu'on voit se reproduire sous toutes les formes, pour se montrer sur les corps, relative à leur nature.

La comparaison des corps divers qui sont répandus sur la terre, les uns à l'égard des autres, offre des rapprochemens si frappans entre toutes les parties dont se composent les corps vivans, que j'ai dû multiplier ces rapprochemens, comme le plus sûr moyen de parvenir à la connaissance de la nature, de juger sa marche et ses procédés, en justifiant la simplicité de ses moyens et de ses lois.

Comment la science pourrait-elle ne pas gagner à toutes ces comparaisons ? Si c'est par elles que nous avons reconnu la simplicité de la nature, pourquoi ne leur devrions-nous pas d'éclairer les points obscurs de la science par l'application des lois auxquelles la nature se montre fidèle ? Comment pourrions-nous, en connaissant la législation d'un peuple, ne pas parler de sa conduite intérieure sans la suivre en elle-même, si nous avions la certitude que ce peuple est fidèle à ses lois ? Il en est de même de la nature : plus nous connaissons la généralité de ses procédés, plus nous nous initions dans sa législation, et plus nous sommes à portée de la juger dans les objets qui se dérobent à nos sens.

La généralité des corps que comprend nôtre globe s'offre sous le même aspect que la généralité des organes d'une plante et d'un animal : même diversité entre les premiers pour la composition et les mouvemens, qu'entre toutes les parties de notre individu. Ici, la sensibilité est évidente et la vie frappante ; là, l'une et l'autre sont équivoques. Sur certains tissus organiques, comme sur les corps qu'on nomme inertes, on n'a aucun témoignage de ces propriétés ; la sensibilité est aussi douteuse que la vie ; rien n'indique que ces parties soient douées du pouvoir de la vie.

Il est impossible, dans ces rapprochemens, de ne pas reconnaître l'identité des moyens, la conformité des intentions, l'uniformité des lois, la même marche, le même but.

L'unité, la similitude, l'ordre, l'équilibre et l'harmonie, qui sont équivoques d'abord de toute part, soit au dehors de nous, soit dans nos organes, sont cependant toujours, et en tout lieu, l'objet de la nature. La terre, par exemple, que nous étudions et que nous avons intérêt de connaître, est un *tout* organique, comparable, sous ces rapports essentiels, à un végétal, comme à un animal : même composition concernant les fluides, les liquides et les solides ; diversité continuelle entre les uns et les autres ; variation constante entre les propriétés, les forces et les mouvemens; des fluides communs et de particuliers ; de grands réservoirs, de vastes conduits se distribuant, dans tous les cas, par des ramifications continuelles, à

toutes les parties dont chaque *tout* se compose.
Observons-nous les forces, les mouvemens, les
révolutions intérieures et extérieures ; les causes
des uns et des autres fixent-elles notre attention ;
les rapports nous étonnent encore davantage !
Comment, d'après de tels rapprochemens, ne pas
confondre sous un point de vue philosophique
l'étude de la terre avec celle d'une plante, de l'a-
nimal et de l'homme ?

Nous craignons que les différences nous éga-
rent, comme si nous n'étions pas prévenus qu'elles
sont perpétuelles ! Mais pourquoi sacrifier à cette
pusillanimité tous les avantages des rapprochemens
et de la comparaison ? Comment, par exemple,
serions-nous parvenus à donner un sens au mot
force, si nous n'eussions mis en comparaison toutes
les forces de la nature, en commençant par les
forces *électriques*, *magnétiques*, *galvaniques* et
organiques?

La théorie que je propose sur la pesanteur et
la gravitation n'est qu'une conséquence de ces
premiers rapprochemens. Quel jour ne jette-t-elle
pas sur l'ensemble des mouvemens de la nature ?
Et si elle est une conséquence de la théorie des
forces par lesquelles nous avons commencé l'étude
des forces en général, quelle clarté ne répand-elle
pas à son tour sur tous les mouvemens, sur le phénomène de la lumière, du soleil, comme sur celle des
comètes, sur la chaleur, et même sur tout l'univers ?

Comment espérer de connaître la marche de la
nature dans une plante, sur l'animal et dans

l'homme, si on ne la connaît dans tout ce qui concerne les forces, le mouvement, la lumière, la chaleur et le froid?

Est-ce que tous ces phénomènes, tous ces résultats, pour parler avec exactitude, ne nous intéressent pas et ne nous concernent pas de maintes manières? Ne tiennent-ils pas aux raisons de notre existence, à celles de la santé et des maladies? Qu'a-t-on pu dire, qu'a-t-on dit d'exact, de lumineux, et d'un intérêt marqué, sur l'économie vivante, quand on ne l'a pas considérée sous cet aspect philosophique, qui a rendu Hippocrate si supérieur à ses descendans? Qu'on lise avec attention les écrits de ce grand homme, et on verra combien ils sont remarquables par la philosophie que nous venons recommander : c'est parce que l'œil de ce philosophe comprenait sans cesse toute la nature, qu'il l'a décrite avec tant de précision dans un siècle où les sciences physiques étaient nulles, pour ainsi dire.

Comment, dans un temps où la philosophie et les sciences ont fait tant de progrès, pourrait-on se condamner à des restrictions que la raison et le sens commun désapprouvent, non-seulement envers ce qui regarde l'homme et les animaux, mais encore pour tout ce qui tient à la vie? Éprouverions-nous l'humiliation des théories ridicules auxquelles la médecine est livrée, si la philosophie présidait à l'étude de la vie? Verrait-on l'ignorance partager en deux sectes les champions de la physiologie et de la médecine, les uns com-

battant pour les fluides, les autres pour les solides ? Avec la philosophie, verrions-nous les premières écoles de l'Europe se disputer pour des ab-
surdités en physiologie et en médecine ? Avec la
philosophie, oserait-on dire que les fluides et les
solides, dans tout système organique, ne sont pas,
chacun selon sa nature, également doués de la vie ?
Oserait-on dire que les uns et les autres ne concourent pas également à l'organisation ? que les
solides ne proviennent pas des fluides, ceux-ci des
premiers ? L'école de Paris serait-elle condamnée
à entendre tranquillement des outrages envers la
science que fonda Hippocrate ? Mettrait-on dans
les mains des jeunes gens les livres les plus contradictoires avec eux-mêmes, et les plus étran-
gers aux connaissances du siècle ?

Il n'y a qu'une doctrine dans la nature, et cette
doctrine, fondée sur l'organisation de l'univers,
sur celle de notre globe, sur celle des végétaux,
des animaux et de l'homme ; par conséquent,
repose sur des lois simples et universelles. La théorie des forces, qui forme le premier chapitre de
cette doctrine, comprend également la plante,
l'animal, les corps qu'on nomme inertes comme
ceux qui sont doués de la vie. La composition
des corps, qui est un des objets essentiels de cette
doctrine, renferme l'assimilation physique et vitale
sous un aspect général.

Se nourrir, c'est assimiler à nos organes des objets, quels qu'ils soient ; mais avant que cette assimilation concerne les tissus organiques, ne passe

t-elle pas dans tous les états dans lesquels se partagent nos humeurs ? Ensuite, la nutrition ne suppose-t-elle pas un déplacement continuel des molécules qui s'étaient identifiées aux parties qu'on nomme solides , pour reprendre l'état de fluide ? N'est-elle pas une suite de l'assimilation physique et chimique ?

Qui donc , dans ce commerce perpétuel , peut dire : Là commencent les fluides , là finissent les solides ; voilà un fluide vivant , un autre qui ne vit pas. Pourquoi donc les doctrinaires anciens et modernes. ne se conforment-ils pas à cette philosophie de la nature ? Est-elle donc équivoque, non-seulement pour ceux qui veulent instruire les autres , mais encore pour tout le monde ? L'air ne contient-il pas les élémens de tous les corps, les moyens des forces et du mouvement, dans les principes électriques et magnétiques, dans les causes de la chaleur et de la lumière , comme le sang contient les rudimens ou les élémens de nos organes ?

Le sang n'est-il pas la source de toutes nos humeurs ? n'en est-il pas le réservoir commun ? n'offre-t-il pas , sous une autre forme, les fluides divers et les solides ? Pourquoi un médecin qui exerce une influence si fatale sur une jeunesse égarée ne se conforme-t-il pas à cette philosophie ? Comment M. Broussais, qui prétend relever la médecine sur l'humiliation du philosophe de Cos, en renversant le monument de l'observation élevé par deux mille ans et plus, ose-t-il, au dix-neuvième siècle, insulter à la philosophie d'un homme si justement honoré de tous ceux qui ont quelque expérience dans l'étude des organes souffrans ?

Quel sujet plus digne d'admiration que l'ordre et l'harmonie qui règnent dans l'univers, sur la terre et dans nos organes ! Comment cet ordre aurait-il lieu si tout cet ensemble n'était soumis aux mêmes lois, mu par le même pouvoir ? Cet ensemble, cette conformité, cette unité enfin, ne doivent-ils pas nous persuader qu'un pouvoir universel peut seul faire des choses si grandes et si parfaites ? Quoi ! nous admettons ce principe pour un animal et une plante, et nous n'osons même nous livrer à la pensée que le monde, que notre globe, soient surbordonnés à cette législation !

Que penserait donc des hommes du jour ce sage de l'antique Egypte, qui, parlant à Solon, disait : « *Oh ! Solon, Solon, vous autres Grecs, vous êtes toujours enfans, si âgés que vous soyez.* » Est-ce donc par cause d'enfance que nous montrons tant d'audace quand nous faisons preuve de la plus grande ignorance ? Comment l'étude de la vie peut-elle être si obscure, lorsque les sciences physiques ont fait tant de progrès ? Ne devons-nous pas accuser en même temps de négligence et de manque de philosophie ceux qui cultivent la physiologie et la médecine ? Verrait-on autant d'impudence chez un homme qui se montre comme un oracle, si cet homme était philosophe, si au lieu de déclamer et de déraisonner sur l'homme, ce médecin étudiait la vie dans tout ce qui la concerne ?

Que peut-on dire de l'univers et de la vie, si l'on n'étudie les forces sur tous les points où elles agissent, si on ne les considère en nous, sur la terre et dans le ciel, sous le rapport de leur réciprocité, de leur réaction et de leur concours ? Quelle idée pouvons-nous avoir de l'équilibration, de l'équilibre, de l'harmonie et de l'unité dans tous les systèmes organiques, si nous n'étudions ces systèmes sous le point de vue de ce commerce entre toutes les parties dont résultent le monde, la terre, le végétal et l'animal ?

Que M. Broussais se pénètre de la grandeur de la philosophie d'Hippocrate, sous tous ces rapports, et il reconnaîtra bientôt combien est coupable celui qui veut couvrir de ridicules l'homme illustre qu'on admirera toujours. La nature est avare, il est vrai, des productions de ce genre ; mais leurs leçons et leur souvenir consolent les générations qui leur succèdent, tandis que l'oubli fait justice de l'orgueil et de l'impudence.

C'est dans la réciprocité des forces que se trouve la raison de nos mouvemens, comme de ceux de la nature entière. La vie constitue un pouvoir qui resterait sans action s'il n'était provoqué par ce que nous nommons *excitation*, ou causes *excitantes*.

Le pouvoir vital, comme celui dont dépendent les phénomènes électriques et magnétiques, serait sans effet s'il n'était mis en jeu par les influences auxquelles la nature a soumis toutes les espèces qui sont douées de cette faculté. Qu'il s'agisse donc des forces

dépendant du principe vital , ou des forces prove-
nant du principe qui anime la terre , sous des formes différentes , nous reconnaissons toujours les
mêmes lois : celles de la réciprocité , et une tendance continuelle à la concentration sur les parties où l'excitation prédomine.

Le système cérébral et celui des ganglions paraissent renfermer la double condition des forces
directes, qui reposent sur les tissus organiques , et
les moyens qui provoquent ces forces. Mais cette
grande raison des facultés vitales , du mouvement
et du commerce réciproque de nos organes , ne
compose que le petit nombre des causes que nous
avons besoin d'étudier pour concevoir et pour
expliquer la vie et tout ce qui en dépend. C'est
dans nos relations extérieures avec l'air, la lumière et tous les corps qui nous environnent et
s'insinuent en nous , c'est dans l'influence des matières qui passent dans notre estomac , et parcourent nos intestins, qu'il faut chercher les grands
moyens, et des pouvoirs que nous nommons directs,
et des causes qui figurent en nous comme les excitateurs de ces pouvoirs.

Il est donc facile de voir que la vie, qui paraît
tenir à si peu de chose, que le manque d'air pour
nos poumons renverse en un instant tout son édi-
fice, tient à tant d'influences diverses, qu'on ne
peut en avoir quelque idée exacte que par l'étude
du commerce qui nous unit à toute la nature.

Quel est l'audacieux qui croira persuader que la
vie, la physiologie et la médecine sont si peu de

chose, qu'en peu de jours, et presque sans étude, on peut savoir tout ce qu'il importe au médecin d'apprendre !

La vie est une conséquence de l'organisation végétale et animale ; cette organisation est une suite de celle de notre globe, laquelle est une imitation de la composition de l'univers. Étudions donc les objets que comprend cet ensemble de corps et de phénomènes, si nous voulons avoir des idées suffisantes sur notre existence. Voilà ma pensée, la marche que j'ai suivie, et celle à laquelle je serai fidèle.

SOUSCRIPTION.

La Science de l'Homme, *mise en rapport avec les Sciences physiques*, ou *la Philosophie de la nature, d'après l'état des Sciences au* XIXe. *siècle ;* 6 vol. in-8°. de 500 pages au moins. Prix : 6 fr. 50 c., et 7 fr. 50 c. par la poste.

Le premier volume vient de paraître. Le second sera publié avant quatre mois ; les suivans, à quatre mois d'intervalle, pour le plus long délai.

Chez l'Auteur, rue du Hasard, n°. 15, à Paris.

NOTE

QUI N'A ÉTÉ JOINTE A CE MÉMOIRE QU'AU MOMENT DE SON IMPRESSION.

J'AI publié divers écrits dans la seule pensée de communiquer mes observations cadavériques, après des recherches fort étendues : aucune envie ne me conduisait que celle de me rendre utile à l'humanité.

M. Broussais, tourmenté du besoin de se faire voir et entendre, s'empara de mes idées principales; il se les appropria. Devenu auteur, ce médecin ne prononce mon nom que pour le tourner en ridicule. Je le vois faire, et garde le silence ; car je reconnais au premier aspect qu'il suffit à ce réformateur d'être livré à lui-même pour tomber. L'expérience a prouvé que mon coup d'œil était juste.

Un silence aussi soutenu pendant qu'on dénature mes paroles, qu'on leur donne un sens contraire ou équivoque, certes, c'est bien prouver à M. Broussais que je ne peux être considéré comme un envieux, jaloux de sa renommée ! J'ai désiré son triomphe tant que j'ai pu croire qu'il s'engageait dans une bonne route. Tant mieux s'il eût pu se faire entendre en tenant le langage qu'on n'avait pas voulu écouter sortant de ma bouche, reproduit par ma plume. J'aurais sacrifié volontiers mon amour-propre, oublié même des injust'ces, pour applaudir aux discours de mon collègue. Mais le destin ne m'a pas même réservé cette jouissance ; au contraire, je me dois à moi-même, je dois à l'humanité, de reprendre la discussion là où je l'ai laissée, pour soumettre au public éclairé mes observations et mes réflexions sur la doctrine de M. Broussais. Car nous n'en sommes plus à quelques faits, à quelques explications ; il faut que je m'élève jusques à une *doctrine* pour me trouver en face de M. Broussais. Il faut plus encore : puisque je me suis montré obscur aux yeux du grand homme de son école, il faut que je me fasse comprendre. C'est ce que je vais essayer.

Il résulte des recherches cadavériques auxquelles je me suis livré, que les organes digestifs sont les plus exposés à l'état inflammatoire, et que les inflammations se communiquent rarement à la membrane extérieure de ces viscères.

L'estomac est beaucoup moins susceptible de ces altérations que le conduit intestinal, et les parties de celui-ci les plus souvent malades sont le *cœcum*, la fin de *l'iléum* et le *duodénum*. En publiant un grand nombre d'observations de ce genre, je joignis aux faits dont je garantissais l'exactitude, des explications, enfin un bout de théorie : ce qui divisait mon ouvrage en deux parties, dont l'une extraite de la nature, l'autre de ma pensée. Quant à celle-ci, je la mettais à la discrétion de mes lecteurs ; mais, pour la première, dans la crainte de m'égarer dans le champ facile des illusions, je sollicitais les observateurs de se donner la peine de vérifier avec soin, sur le cadavre, ce que je protestais avoir vu avec une grande attention.

J'en appelais, pour les preuves, sur un terrain dégoutant ; il était plus commode de ne pas faire attention à ce que je disais, et avec quelques railleries, l'auteur et l'ouvrage pouvant être mis de côté, on a adopté ce parti, et on s'est débarrassé d'un appel où peu de témoins auraient figuré.

M. Broussais apparaît fort long-temps après, et voit un terrain qui semblait avoir été abandonné, où cependant on avait donné quelques coups de bêche çà et là, en justification de ce que j'avais annoncé. Il s'en empare, y plante un poteau sur lequel on lit : *Champ Broussais.*

Libre, puisqu'il est seul, ce médecin donne une forme nouvelle au domaine des inflammations, et l'estomac est chargé de représenter les principales. J'ai du m'étonner de ce langage; mais j'ai bientôt reconnu qu'il s'agissait d'une réforme, dans l'intention de mettre en avant des sujets *neufs*, dont la propriété ne serait pas exposée à tant de réclamations.

M. Broussais parle, puis il écrit. C'est d'une doctrine nouvelle qu'il s'agit; et, après que l'auteur en a taillé les matériaux suivant ses projets, le public voit apparaître un livre en deux parties, intitulé : *Histoire des Phlegmasies, ou inflammations chroniques,* etc.; par F.-J.-V. Broussais. Paris, 1816. A la page 7 du tome II, on lit :

« La phlogose obscure de la membrane muqueuse de l'es-
« tomac et des intestins a cependant frappé plusieurs obser-
« vateurs modernes dans l'étude de l'anatomie pathologique.
» Je citerai particulièrement M. Prost, qui dans trois ou-
« vrages imprimés : 1° *La médecine éclairée par l'obser-*
« *vation et l'ouverture des corps,* 2° *Coup-d'œil sur la Fo-*
« *lie,* 3 *Essai sur la Sensibilité,* s'est étudié à prouver que
« l'irritation de cette membrane peut exister pendant long-
« temps sans douleur locale, qu'elle produit le trouble des
« fonctions animales, et une foule de lésions que l'on attri-
« bue d'ordinaire à toute autre cause. Ce mécanisme lui a
« paru si fréquent, qu'il n'a pas hésité à attribuer exclusive-
« ment à la souffrance de la muqueuse gastro-intestinale
« les fièvres intermittentes, toutes les ataxiques sans ex-
« ception, et même la manie. J'ai trop souvent rencontré
« cette membrane en bon état à la suite des typhus les plus
« malins, j'en ai vu un trop grand nombre s'améliorer par
« l'emploi des stimulans les plus énergiques, pour partager
« l'opinion de ce médecin sur la cause de la fièvre ataxique.
« —Les causes de la manie sont trop nombreuses, celles des
« fièvres intermittentes sont trop peu connues dans leur
« mode d'action, pour qu'aucun praticien adopte la théorie
« de M. Prost sur ces maladies. Mais ses observations et ses
« réflexions ne doivent pas être jugées incapables de con-
« courir au progrès de l'art. Je fais des vœux pour qu'elles
« appellent l'attention des médecins sur les troubles de l'éco-

« nomie qui appartiennent au mode d'irritation dont il s'agit.
« L'ouvrage que j'entreprends aujourd'hui leur montrera
« combien j'en ai été frappé dans le cours de ma pratique
« militaire, et leur fera peut-être entrevoir la possibilité de
« classer les lésions de la muqueuse gastrique d'une manière
« un peu plus satisfaisante qu'on avait pu le faire jusqu'à ce
« jour. »

Nonobstant cette déclaration, M. Broussais a cru devoir changer de principes, et il a rapporté toutes les fièvres à la phloglose des voies digestives, c'est-à-dire qu'il a prétendu le contraire de ce qu'il avait annoncé dans la note qu'on vient de lire. En voici une preuve, prise parmi un grand nombre d'autres. C'est encore M. Broussais qui va parler :

(*Examen des doctrines médicales*, etc., *par F.-J.-V. Broussais. Paris*, 1821, *tome II, page* 658.)

« Il y a dans l'ouvrage de M. Prost des choses qui, quoi-
« que mal exprimées, ne laissent pas d'être dignes de notre
« attention : par exemple, quand il dit que les fièvres restent
« inflammatoires tant que l'excitation ne se communique pas
« aux organes de la digestion, bien que cette proposition
« manque d'exactitude, puisqu'il n'y a pas une seule fièvre
« de celles dites angéotériques qui ne dépende d'une irrita-
« tion gastro-intestinale, elle prouve cependant qu'il a bien
« observé que tout état fébrile qui se prolonge manifeste
« une altération de plus en plus considérable dans le canal
« digestif et dans les organes qui lui sont annexés. Mais
« M. Prost donne trop d'importance aux nerfs et aux gan-
« glions du grand sympathique, qui ne sont point le siége
« immédiat des phénomènes en question. Quand il dit que le
« cœur et les ganglions sont les centres vers lesquels se diri-
« gent toutes les altérations des artères et des nerfs qui les
« accompagnent, et que le trouble plus grand du premier, ou
« celui des derniers, décident essentiellement des symptômes
« divers des fièvres, il avance des propositions qui suffisent
« pour prouver que son livre ne pouvait jamais fournir la
« véritable théorie des maladies fébriles, etc., etc. »

Sans m'attacher ici à rien de ce qui me concerne, je me borne à faire remarquer le ton décisif de M. Broussais dans les contradictions les plus fortes. Qui croirait trouver dans l'auteur de ce passage le même médecin qui, en 1816, a fait imprimer ce qui est transcrit plus haut? Il n'y a guère de traits plus propres à caractériser l'homme qui s'abandonne à toute la fougue d'un tempéramment impétueux. Comment d'après cela M. Broussais aurait-il des égards pour quelqu'un, puisqu'il n'a aucun ménagement pour lui, pour la science et pour la bienséance! Certainement, quand on veut professer en même temps des opinions aussi contradictoires, on doit à ses lecteurs et à soi-même quelques contours, quelques biais. Mais un passage aussi brusque du chaud au froid ne peut être la conduite ni d'un physicien, ni d'un physiologiste, ni d'un médecin; comment serait-elle avouée par le sens commun et par la philosophie?

En continuant la lecture de ce livre, on trouve, il est vrai, le discours suivant; mais ce langage n'est-il pas la preuve nouvelle des bassesses auxquelles se condamne un écrivain quand il n'est pas plus réservé?

(Même tome, page 666 :)

« Il est maintenant facile de juger que M. Prost fut mal
« compris lorsqu'on lui reprocha d'avoir attribué exclusive-
« ment à la souffrance de la muqueuse gastro-intestinale
« les fièvres intermittentes, toutes les ataxiques, sans excep-
« tion, et même la manie. Je suis tombé moi-même dans cette
« erreur(*Histoire des phlegmasies*), parce que j'avais jugé son
« ouvrage d'après les analyses qu'en avaient données certains
« journaux. J'entrepris bien à la vérité d'en faire la lecture,
« mais je fus arrêté par la diffusion de cet auteur, et surtout
« par la multitude d'hypothèses, d'assertions imaginaires au
« milieu desquelles j'allais chercher quelque chose de positif
« et de démontré. Au surplus, faut-il le dire? le respect que
« j'avais encore pour les opinions du professeur Pinel, et *la*
« *crainte de m'exposer à la critique,* m'arrachèrent la

« phrase suivante, que l'on me reproche ajourd'hui, etc., etc.
« (Voyez page 47.)

   « Le fait est que j'étais dans l'erreur, que les observations
« me trompaient, comme elles trompent encore un grand
« nombre d'autres, comme elles ont trompé si long-temps
« les Browniens, qui reviennent aujourd'hui sur leurs pre-
« mières assertions, etc., etc. »

Qui pourrait croire qu'en se conduisant ainsi on puisse
faire foule? non-seulement trouver des auditeurs, mais encore des crédules? Je n'accuse pas seulement M. Broussais
des contradictions les plus frappantes, mais d'un langage bar-
bare et en opposition avec les sciences physiques en beaucoup
de cas, et avec le sens commun dans tous les temps, et constamment d'une exagération telle, qu'elle fait oublier à ce médecin qu'il parle à des oreilles accoutumées aux formes so-
ciales, et qu'il juge des gens sur lesquels chacun de nous n'a le
droit que d'émettre une opinion.

Je ne m'occuperai point ici d'une démonstration en forme
des erreurs, des fautes, des torts, des indécenses de M. Broussais, puisque je ne fais qu'une note, tandis que j'entrepren-
drais un livre. La chimie *vivante*, la chimie *brute*, le ren-
versement de la doctrine d'Hippocrate, l'assurance que les
faits constatés de tous les temps n'ont plus lieu aujourd'hui,
la certitude acquise par M. Broussais que le sang, la bile et
toutes nos humeurs ne sont pas sous le pouvoir de la vie,
l'affirmation que depuis mille huit cent seize tout est changé
dans l'économie humaine; tout cela, dis-je, ne peut être exa-
miné dans une note, encore par un écrivain *dont la diffusion, et surtout la multitude des hypothèses, d'assertions
imaginaires*, doit rendre le style embrouillé, la lecture difficile. Je renvoie donc à quelques mois le livre où cet *écrivain*
fera ensorte de convaincre M. Broussais qu'il s'est corrigé, et
que, *si ses observations le trompaient, comme elles trompent un grand nombres d'autres*, il est enfin parvenu à reconnaître et à démontrer ce qui est vrai, en prouvant que le
langage de M. Broussais est aussi étranger à la marche de la

nature dans les maladies, qu'il se trouve en opposition avec les sciences physiques, et particulièrement avec la physiologie.

Avant d'entrer dans cette discussion, je demande à M. Broussais la permission de jeter ici les bases ou les principes sur lesquels seront fondées mes objections. J'ai bien besoin de me faire comprendre de mon collègue, afin de profiter de sa critique à l'avenir, puisque, arrêté *par la diffusion* de mes écrits précédens, le chef des doctrines nouvelles a dû me juger sans m'avoir compris. Heureusement qu'il est doué d'un aussi grand talent envers tous les auteurs qui tombent sous sa main; sans cela, il n'eût pas été question de moi dans ce nouveau livre, et si je m'en fusse plaint, c'eût été avec un grand tort. Pour parer à un tel inconvénient, et ne pas exposer de nouveau le médecin Broussais à lire un *ouvrage qui conserve encore l'empreinte brute de ce que j'ai rapporté de dessus les bancs, et pour ne pas corriger l'instant d'après l'assertion à laquelle* j'avais *paru donner beaucoup d'importance* (Ouvrage et volume cités, page 656), je vais faire ensorte de parler de manière à pouvoir être critiqué, parce que j'aurai été compris; et, au lieu de m'attirer des injures, de mettre le nouveau censeur médical dans le cas de parler science, sinon d'après son expérience, car je lis, page 667, *experientia fallax*, au moins d'après ses inspirations. M. Broussais est singulièrement favorisé de ce côté-là, ce qui le dédommage beaucoup des mauvais tours que lui joue l'expérience, aux yeux surtout de ceux qui le voient de très-près.

Nos organes, livrés au pouvoir de la vie, correspondent mutuellement par les forces dont ils sont doués. Ces forces, qu'on nomme organiques, sont les moyens essentiels de la vie; elles consistent en un principe qui se dérobe à toutes nos tentatives pour le soumettre à des recherches capables de nous éclairer sur sa nature. Ce principe, sous ce rapport, ne favorise pas le physiologiste plus que les principes *magnétique*, *électrique* et *galvanique* ne favorisent le physicien. Mais, comme le principe de la chaleur et de la lumière ne sont guère plus dociles, il faut bien prendre notre parti, nous taire,

4.*

on raisonner des uns comme nous parlons des autres. Pour favoriser notre passion de tout expliquer, on a fait en physique et en physiologie la concession du mot *principe*, et avec cette expression à laquelle se rattache la pensée de quelque chose qu'on nomme encore *fluide*, nous parvenons à nous entendre.

La vie consiste en un principe, et ce principe donne lieu à des *forces*. Tout ce que nous savons à l'égard des principes dont il s'agit et des forces qui en proviennent, démontre qu'on ne peut se servir avec exactitude de ce dernier mot, que dans le cas d'un concours de deux conditions : savoir, que les corps auxquels on peut appliquer le mot *force* soient doués d'un des principes dénommés, et que ce principe soit mis en action par une cause qu'on nomme *excitateur*.

La vie entraîne donc la pensée d'un principe mis en action par une cause *excitatrice*, et à cette double condition nous donnons la dénomination d'*excitation* et de *vie* ; ce qui suppose, comme on voit, l'excitabilité mise en jeu.

Que M. Broussais veuille bien faire attention que cette théorie de la vie s'ajuste assez bien aux phénomènes *électriques*, *magnétiques* et *galvaniques*. J'ose même lui promettre de donner, dans la deuxième partie de l'ouvrage qui m'occupe, un parallèle de ces forces qui pourra paraître philosophique, et rigoureusement physique et organique.

La vie est une conséquence du pouvoir acquis, dans la copulation, aux germes. C'est une faculté qui ressemble peut-être à celle d'attirer et de repousser. Mais cette faculté est composée dans un sens qui constitue la vie, laquelle diffère bien plus encore dans les phénomènes qui la caractérisent, qu'elle ne diffère de l'*attraction* et de la *répulsion*, qui supposent deux pouvoirs que représentent assez bien les forces centripète et centrifuge, ou bien les forces qui agissent de *dehors en dedans* et de *dedans en dehors* ; ce qu'on désigne encore par les mots *concentrique* et *excentrique*.

La vie est donc représentée par deux pouvoirs : l'un qui consiste en un moyen propre, et l'autre dans tout ce qui *excite*

ce moyen au mouvement. Si M. Broussais ne pouvait pas entendre cela, car c'est de *l'ontologie*, d'autres peut-être le
comprendront, et parviendront à lui faire concevoir que ce langage est vraiment physiologique.

La vie est relative par conséquent à la force propre des organes et à l'excitation du pouvoir qui la constitue ; de sorte
que cette faculté est toujours proportionnelle à ces deux conditions. Exciter, c'est provoquer le principe vital, et comme
ce principe afflue sur les organes en raison de l'excitation, il
faut en conclure que les organes les plus excités deviennent
les plus excitables, et ceux sur lesquels le principe de la vie se
multiplie davantage.

Tout a été réglé par la nature pour que ces causes diverses fussent relatives entre elles et proportionnelles aux
besoins. Les matières qui nous environnent sont en même
temps nos premiers excitateurs et les sources des causes
secondaires de l'excitation, en se combinant avec nos humeurs, pour se propager jusque dans les molécules les plus
légères de notre corps. Les fluides qui circulent en nous,
ouvrage de la vie, en contiennent l'élément, comme l'air,
l'eau et tous les fluides qui circulent à la surface de la terre,
contiennent le principe électrique, et tous ceux du même
ordre dont proviennent les mouvemens des corps.

Les forces propres des organes vivans sont comparables
aux forces directes des corps que comprend notre globe.
C'est, pour m'exprimer suivant la philosophie de Franklin,
une propriété commune, donnée par le principe qui la constitue à toutes les parties d'un système. Certes ! ma philosophie
diffère essentiellement sous ce rapport, comme sous tant
d'autres, de celle de M. Broussais, qui ne tient aucun compte,
dans la santé ni dans les maladies, du pouvoir des fluides sur
les solides.

La vie appartient à tout le corps. Comment pourrait-on se
persuader le contraire, dans la seule pensée de la nutrition,
puisque cette faculté suppose une métamorphose perpétuelle,
dans laquelle les fluides deviennent solides, et ceux-ci pas-

sent lentement à l'état de fluide. On n'aura jamais d'idée un peu claire de la vie, si on ne l'envisage sous ce rapport, et si on ne se pénètre bien qu'elle comporte un tel commerce, qu'il n'y a pas de repos dans les parties qui la constituent. Mais pour avoir des pensées assez élevées sur ce sujet, il faut comprendre la vie et le monde sous un même point de vue. Je veux parler du commerce des molécules et des fluides les plus ténus et les plus élastiques qui existent.

La vie se compose d'autant de mouvemens qu'il y a de corps moléculaires et de fibriles dans un individu. C'est là qu'il faut la chercher et la comprendre, si l'on veut s'en faire une idée un peu juste. Un capillaire est un organe considérable pour le philosophe; et des millions de corps, également placés sous le pouvoir du principe vital, lui doivent des forces propres, des mouvemens particuliers.

C'est sur les êtres moléculaires, sur les organes les moins faciles à découvrir sans le microscope, que s'attache mon attention dans l'étude des phénomènes de la vie. Oh! combien l'économie vivante se montrerait différemment, aux yeux et à la pensée de M. Broussais et des sectateurs également extravagans, des fluides et des solides, s'ils descendaient jusqu'à la nutrition et au changement perpétuel de toutes les parties de nous-mêmes qui frappent les sens, et de celles qui sont invisibles!

La vie tient partout au mouvement, le mouvement à l'excitation. Son principe, comme celui du feu, celui de la lumière et des phénomènes électriques et magnétiques, ne se meut que par l'excitation; et si on n'étudie sa vie, en santé et dans les maladies, sous ce double aspect, on ne connaît de nos mouvemens que les phénomènes, qui frappent tout le monde, sans éclairer personne.

L'air et la lumière, voilà les sources dont découlent les moyens conservateurs de la vie. Mais ces puissans agens de l'univers ne sont eux-mêmes que de grands résultats, qui *nourrissent* la vie, parce qu'ils en sont les moyens principaux et qu'ils en contiennent les élémens. La vie n'est qu'une

perpétuelle conséquence ; c'est une série prodigieuse de phénomènes, qui se provoquent les uns les autres. Un fil léger
suspend cette propriété, en la rattachant au commerce de
l'univers, auquel elle concourt dans un intérêt égal aux avantages dont elle jouit.

Tout est disposé, dans l'organisation des végétaux et des
animaux, pour que la vie se compose de grands, de moyens
et de petits mouvemens. Des pouvoirs extérieurs, en équilibration continuelle avec des forces intérieurs, provoquent
celles-ci et sont provoqués par elles. Ce commerce se fait-il
dans des rapports égaux, l'équilibre a lieu, et la santé en est
la conséquence. L'équilibration se fait-elle mal, le désordre
qu'elle entraîne compose les maladies.

L'économie vivante est soumise à la légistation universelle;
et le principe de la vie, comme celui qui préside à notre système solaire, reconnaît la partie moyenne du corps pour
centre d'action, comme le fluide universel reconnaît le soleil pour le foyer de ses mouvemens. La raison de cette législation est universelle, et la même à l'épigastre que sur
l'astre du jour. La supériorité des forces dans l'un et l'autre
cas tient à la multiplicité des raisons du mouvement.

Ici, le plus grand nombre des organes et la multiplicité des
excitations ; là, la masse des matières et la concentration du
principe universel. La chaleur que répand le soleil, et la vie
qu'il entretient sur les astres qu'il domine, dépendent des
mêmes lois, et résultent des moyens qui deviennent, au centre
de notre corps, le foyer d'où s'échappe le principe de nos
forces, comme du soleil émane le fluide qui anime notre univers.

Deux grands pouvoirs, l'un qui du centre du corps répand
les moyens qui constituent les forces propres ou la vie *latente*, l'autre qui du cerveau lance les causes *excitatrices*,
voilà, M. Broussais, les grandes raisons des faits qui vous
ont ébloui sur l'excitation considérable à laquelle vous n'op-
posez que des sangsues, et que vous concevez si peu ; lorsque
par tant de moyens on peut travailler à retablir l'équilibre, et

que par une théorie si simple on peut rendre évidente la marche de la nature dans des troubles auxquels votre cerveau
prend trop de part..

La nature, aussi simple dans la structure animale et végétale qu'elle l'est partout, a disposé nos organes d'après une
intention qu'on retrouve dans le monde entier. Les parties
extérieures du corps, livrées à de nombreuses excitations,
agissent sur les parties intérieures de manière à provoquer
leurs mouvemens, même lorsque ceux qui les concernent
directement se trouvent dans un état contraire.

Cette dernière disposition est une des plus importantes
pour le physiologiste et le médecin, puisqu'elle est devenue
la source des erreurs les plus grandes. Rien d'étonnant si
M. Broussais n'a pas été frappé de ce phénomène concernant
l'équilibration des forces organiques. Cela tient à la nature de
nos mouvemens, et M. Broussais, ayant voulu une doctrine
toute à lui, n'a pas dû consulter la nature, ce qui l'aurait em-
pêché de devenir original ; car on lui eût reproché alors de
ne dire que des choses qui sont sous les yeux de tout le
monde !

Tout conspire dans l'économie pour la concentration des
forces au-dessous de l'épigastre. La peau est-elle excitée, les
systèmes nerveux et artériels s'unissent pour transmettre ces
impressions au centre du corps. Cet organe est-il moins exci-
table, la quantité du sang qui en parcourt naturellement les
capillaires, appelée par cette raison dans les organes intérieurs,
reflue de leur côté ; et d'après la nature des viscères qui sont
sous le diaphragme, cette liqueur abonde d'autant plus dans
cette région, pour ajouter à toutes les raisons de leur suscep-
tibilité.

Éprouvons-nous quelques sensations un peu vives, c'est encore l'épigastre qui la ressent plus particulièrement. Tout
conjure enfin pour la concentration de nos mouvemens, de
nos forces, et de tout ce qui tient à l'accélération du principe
vital, là où est le foyer de la vie.

Une des raisons essentielles parmi toutes celles qui conspirent pour cette centralisation, c'est le pouvoir des passions sur les glandes muqueuses, et particulièrement sur le foie et l'appareil génital.

Oh! combien nous différons de pensée, M. Broussais! Vous regardez la bile comme une liqueur insignifiante sur la vie, tandis que, dans ma théorie, cette liqueur est celle sur laquelle les passions s'expriment le plus fortement. Il est vrai que je pense comme le commun des observateurs, et que sous ce rapport encore nous devons marcher en sens inverse. Comment pourrais-je partager l'avis d'un médecin qui, pour tailler tout ce qui se présente à sa vue, ne donne pas même un principe à la vie? Il est vrai qu'en admettant ce principe, le champ de bataille où les *fièvres essentielles* tombent comme abattues par le héros de la marche, il faudrait s'arrêter à un langage philosophique, et cela demanderait des considérations qui se rattachent aux contagions, etc., etc.; alors, la nouvelle théorie courrait de grands dangers.

Suivez, poursuivez vos succès, intrépide adversaire de toutes les théories anciennes; chaque chose a son temps, et celui de votre triomphe ne doit point éprouver le sort de ces vieux langages. Voit-on l'éclair se traîner après le temps qu'il divise!

Quant à moi, qui me borne à tirer parti de tout ce qu'on a observé, qui ramasse çà et là, qui ne dis rien qui n'ait été dit, qui me traîne comme je peux d'*ontologie* en *ontologie*, je n'aspire qu'à découvrir et à faire voir la nature, sans espoir même d'être jamais compris de vous, tant je vous parais *diffus*, *obscur* et plein d'*hypothèses*. Aussi, la bile et les nombreux désordres qu'elle entraîne viendront dans ma théorie encourager encore ceux qui, riches de l'expérience de tous les temps, semblaient craindre que vous renversassiez tout ce que les faits ont établi.

Celui qui le premier signala la fréquence des altérations des organes digestifs, et qui, depuis plus de vingt ans, voit des malades, et a ouvert plus de deux mille cadavres dans lesquels l'estomac et les intestins furent toujours examinés avec le plus grand soin, a pu juger comme vous ces altérations. Il n'en parlera pas d'imagination ; mais il essaiera de prouver au public éclairé qu'il importe à la vérité de reprendre mes observations et les vôtres, pour que la nature dise de quel côté est l'illusion. Me suis-je trompé ? l'erreur est-elle de votre côté ? Vous ne voyez des inflammations que dans l'estomac ; les intestins participent généralement peu à ces lésions, selon vous : tandis que j'ai remarqué le contraire, ayant vu souvent et avec le seul désir de connaître la nature.

Ici sont les faits. C'est eux qu'il faut consulter ; attendons que l'expérience, placée entre M. Broussais et moi, ait prononcé ; il n'appartient qu'à elle de former l'opinion : et *si la crainte de vous exposer à la critique, si votre antique respect* pour le professeur *Pinel, en vous arrachant des phrases* que vous désavouez aujourd'hui, a pu se joindre à quelque autre considération tout aussi contraire à la vérité, vos juges et les miens sont là pour mettre la nature en possession de l'opinion des observateurs impartiaux, et nous ne pouvons avoir un juge plus éclairé.

Il est satisfaisant pour celui qui cherche la vérité de trouver autant de faits sur ses pas pour arriver à son sanctuaire. La pratique de la médecine, la plus indépendante des opinions et des hypothèses, se joint aux observations du public pour démontrer le pouvoir des passions sur les sécrétions bilieuses, et l'influence de ces matières sur les maladies. Que le professeur Pinel serve d'appui à M. Broussais pour combattre le rôle que peuvent jouer les matières qui s'accumulent et irritent les intestins ; qu'importe cette double prévention de deux auteurs qui parlent d'après leurs préjugés sans avoir consulté les cadavres ! Les faits ne sont-ils pas, et ne seront-ils pas toujours au-dessus des autorités imaginaires ? Je n'ai rien imaginé ; mais voyant ce que je m'attendais à ne pas trouver d'après les écrits de M. Pinel, pourquoi faire comme M. Broussais, dans *la crainte d'être critiqué ?*

La bile est une des causes les plus puissantes de l'excitation des intestins, et par conséquent l'une des raisons majeures de la prédominance de ces viscères sur tout le corps, sur ceux mêmes avec lesquels ils partagent le pouvoir central de la vie.

Que veut dire M. Broussais dans cette phrase : « M. Prost « n'a donc pas reconnu qu'en vertu de la loi *ubi stimulus*, « *ubi fluxus*, *la bile est attirée vers les points enflammés*, « *et passe sur les autres sans y adhérer. C'est ainsi, pour* « *le dire en passant, que sont produits les prétendus em-* « *barras gastriques* » (Même vol. pag. 661).

D'où sort cette physiologie ? Qui donc a vu les parties enflammées attirer par leurs surfaces des masses de fluides ? Est-ce comme physicien que ce médecin s'exprime ainsi ? Cela humilierait la physique. Comme physiologiste ? c'est bien pire encore pour la science. Peut-on appliquer ces mots *stimulus* et *fluxus* à des surfaces , à l'égard des fluides qui les parcourent? Est-ce donc là une circulation organique? Je n'ai jamais lu des mots plus en opposition avec la science. D'où viennent donc ces inflammations, dont ne peut disconvenir notre auteur, pour les avoir trouvées en contact avec les matières bilieuses ? Un point du conduit intestinal attirer la bile qui est dans ce viscère! la retenir quand elle passe sur cet endroit , par une force attractive dépendante de l'état inflammatoire ! voilà une théorie étrange ! personne ne la disputera à M. Broussais. Mais je n'aurais pas imaginé que le *stimulus* et le *fluxus* fussent susceptibles d'être ainsi compromis, pour la défense de quelques assertions.

Non-seulement la bile influe sur les maladies et sur les propriétés des intestins, dont elle est peut-être l'excitateur le plus puissant ; mais répandue dans nos humeurs , comme le sont toutes les liqueurs sécrétées , la bile paraît jouer un rôle éminent sur le principe des forces, comme moyen direct ou comme agent de la propriété qu'on nomme *vitalité* , *force propre ;* et de plus, comme *excitateur*. Les différences des tempéramens *bilieux*, du caractère des affections ainsi dénommées , d'avec les autres *types* des tempéramens , et les symptômes divers des maladies , sont trop grands pour penser différemment, quand on étudie la nature , au lieu de vouloir la réformer par une *nouvelle doctrine.*

Je sais bien que cette théorie est opposée à celle de M. Broussais : mais est-ce là une raison , je ne dis pas d'ironie (la plume de M. le réformateur n'est pas assez finement taillée pour cette manière de combattre), mais pour se servir des formes triviales de *la raillerie?* Ce genre de traiter des écrits qui exposent des faits et les expliquent , constamment employé par un auteur qui ne m'a compris que dans la pensée de combattre seul contre une théorie qui est *salie* par sa plume , conviendrait-il à un ami de la science? Enhardi par mon silence, après m'avoir déjà traité sans les égards qui signalent les gens qu'on distingue dans le monde , l'oracle du jour a cru qu'il pourrait impunément continuer de jouir d'un triomphe dû à l'outrage ; mais il aurait dû présumer que je tiens assez à la vérité pour prendre sa défense , si la mienne pouvait ne m'occuper en aucune manière. C'est en effet ce que je me propose, et M. Broussais fournit tant de moyens de prouver qu'il abuse d'une maxime qu'il n'a pas su expliquer, que j'espère détromper bientôt sur l'illusion qui humilie l'école dont il attire les auditeurs; si pleins d'amour pour l'instruction et si élevés dans l'esprit du siècle, qu'ils méritent qu'on les aide à reconnaître la simplicité des lois de la nature , ce que ne peut faire M. Broussais.

Le foie est trop volumineux, sa position au centre du corps trop importante, la bile trop abondante, ses révolutions sont liées à celles des passions avec trop d'intimité, le caractère du tempérament bilieux est trop remarquable, pour que le foie ne soit pas destiné à jouer un grand rôle sur la vie. La nature est trop grande pour que cela soit autrement. Je m'exprimerai sur ce sujet en philosophe , avant de parler en phisiologiste et en observateur de la vie. C'est ainsi qu'en examinant l'atmosphère, on pense qu'une si grande quantité d'azote , et une si petite de carbone pour l'air doivent tenir à quelque grande raison : y aurait-il donc tant d'oxigène dans l'eau, pour de faibles motifs? Tout cela ne s'explique-t-il pas par les besoins des corps placés dans ces fluides?

Pourquoi la nature serait-elle différente en nous de ce qu'elle se montre partout? Sachons donc philosopher, M. Broussais, puisque philosopher, c'est observer les faits, et les mettre en rapport, pour qu'ils s'éclairent les uns les autres et se jugent d'eux-mêmes.

Ce n'est pas seulement des désordres apparens qu'il importe de s'occuper dans les inflammations de l'estomac et des intestins; les causes de ces affections méritent plus d'attention encore, puisque c'est en suivant leur marche que nous apprenons à les prévenir et à les traiter. Se borner aux sangsues, obtenir même de grands avantages des saignées locales et de la diète, ce n'est pas faire preuve d'une grande science, ni à l'égard du mal, ni concernant les divers moyens par lesquels on peut y remédier. Il faut remonter plus haut, et parvenir aux lois de la vie, à la correspondance des différentes parties de l'économie, si l'on veut jeter sur ce sujet un jour important.

Non-seulement les intestins, par suite de leur étendue, par leur structure, leurs circonvolutions, et la quantité de nerfs qui concourent à leur surface interne, sont particuliérement disposés à prédominer sur les autres organes; mais encore ces viscères, par la multiplicité des causes excitantes dont ils sont l'objet, deviennent des centres d'action qui prédominent sur l'économie. Une autre raison encore, c'est que les matières putrides ou délétères qui se forment dans nos humeurs, et celles qui pénètrent par la peau ou qu'on introduit dans nos vaisseaux par l'injection, se jettent de préférence sur ces organes, ainsi que le prouvent leurs phlegmasies, lorsque nous séjournons dans les amphithéâtres, les hôpitaux, les lieux pestiférés, et quand on injecte des matières putrides dans la circulation.

Comment ne pas voir dans la diversité de ces causes et la similitude de leurs résultats une sorte de *gravitation* des par-

ties hétérogènes qui se mêlent à nos humeurs ou se développent en nous vers la région épigastrique , et spécialement sur
les intestins ?

Est-ce par le fait seul de la prédominance du principe de
la vie sur ces viscères que leur phlogose a lieu dans de telles
circonstances ? Les avantages qu'on obtient des vésicatoires
par la dérivation qu'ils opèrent, et qui tiennent aussi à cette
raison de *surexcitation,* sembleraient l'annoncer ; mais nous
ne pouvons éclairer cette discussion que par des faits , tels que
l'injection des matières putrides dans le tissu cellulaire d'une
partie voisine d'une autre qui passerait à l'état inflammatoire
sur une extrémité. Si alors les matières putrides se dirigeaient
particulièrement sur les tissus enflammés , nous aurions lieu
de penser que la surexcitation est la raison essentielle de cette
sorte de gravitation ou d'attraction.

Le foie est-il l'organe par lequel toutes les causes délétères sont retenues et versées avec la bile dans les intestins ? Voilà une grande question pour les physiologistes ,
qui tiennent compte des anciennes et des nouvelles théories
sur l'importance de cet organe. Mais M. Broussais a eu le
talent de débarrasser sa doctrine de l'influence du foie et
de la bile , pour la rendre plus facile. C'est ainsi qu'un nosographe , son prédécesseur , pour faciliter ses élèves , avait
fait des portraits distincts et fort réguliers des fièvres , afin
de leur en rendre l'étude plus aisée ; comme si l'on pouvait
démontrer la nature après l'avoir disséquée et configurée
à une manière de voir ?

Si cette manie de dénaturer les faits en anatomie , comme
en médecine , a pu égarer des hommes qui tiennent plus à
des formes régulières qu'à l'exactitude de la nature, pourquoi les surpasser dans cette route vicieuse , quand on
les critique et qu'on les déchire si irrespectueusement ? Qui
de nous ne marche pas à la vérité à pas chancelans, et ne
commet pas vingt erreurs pour parvenir à une chose vraie
ou utile ? Si cela est dans notre nature , bornons-nous à dire
à nos auditeurs : voilà mes pensées, ce sont des avis ; pre-

nez les pour tels. Devons-nous nous croire humiliés d'être hommes, parce que notre espèce est condamnée à chanceler perpétuellement ! En pensant d'une manière si contradictoire à M. Broussais, je cherche à profiter des leçons qu'il donne sans y penser, dans l'exemple de l'orgueil. Aussi j'aime à croire que ceux qui compareront mes derniers écrits aux premiers me trouveront moins décisif. Ce n'est pas que je change de route et de principes ; mais fatigué des défauts que je trouve si ridicules, je me borne, même dans la critique, à dire : Voilà mes pensées ; je suis persuadé, c'est pour cela que j'écris comme je le fais ; présentez-moi quelque chose qui paraisse plus vraisemblable, et je cours pour vous remercier, en adoptant vos propositions, sans croire que vous et moi nous soyons des oracles. Ainsi, tout en blâmant le nosographe que je désapprouvais il y a quelques lignes, je le considère et le respecte bien plus encore, puisqu'il a consacré une existence laborieuse à l'instruction publique, et que tous les gens de bien aiment à lui payer le tribut d'hommages auquel nous n'osons prétendre M. Broussais et moi.

La nature a environné l'estomac et les intestins des moyens qui sont propres à soumettre toutes les parties qui circulent dans nos humeurs, ainsi que ces fluides, à l'action de ces organes, que nous pouvons nommer les grands assimilateurs. Comment l'harmonie eût-elle existé sans cette raison ? Si le soleil n'attirait pas à lui tous les fluides qui circulent dans son système, si cet organe du ciel ne lançait pas sur les comètes et les planètes le principe qui anime les unes et les autres, comment l'ordre et l'unité seraient-ils possibles dans ce vaste univers ? L'économie animale est une copie variée de ce grand système ; tout se porte au centre du corps, comme centre de nos mouvemens dont tout provient. Cette marche de la nature, que nous retrouvons partout, doit fixer notre attention ; mais combien, dans cette considération, ne trouvons-nous pas plus de causes de désordre pour les intestins que pour l'estomac ! Ce der-

nier viscère, par son volume, par sa forme et par ses attributions, est bien au-dessous des intestins, dans la comparaison des *forces propres*, et dans celle des excitations
auxquelles ces organes sont dévoués. C'est pour cela que
les altérations comparées de ces viscères n'ont que de faibles rapports aux yeux de quiconque voit la nature telle
qu'elle est. Je sais bien qu'il faut dire le contraire pour
avoir un système à soi ; et comme ce n'est pas là ma pré-
tention, je déclare que je crois avoir bien vu en remarquant dans la fin de l'iléon, dans le cœcum et le duodénum,
des altérations plus fréquentes que celles de l'estomac. Au
surplus, puisque la nature n'est pas changeante, et que la
science ne doit pas se composer d'une déclaration privée,
chaque observateur devant au public ce que le public fait
pour lui, on ne peut manquer de connaître la vérité, et
cette importante connaissance sera d'autant plus prompte,
que la bonne foi et l'amour du vrai guideront davantage
l'œil attentif..

Que nous serions peu philosophes si nous croyions que
connaissance, même la plus étendue, des lésions des voies
digestives suffit pour être médecin. C'est des causes de ces
maladies, de la liaison de ces causes, de la part qu'y prennent le sang, les nerfs, *le principe de la vie* et toutes les
parties de notre corps; c'est de la vie enfin, de ses mouvemens et de tout ce qui la concerne, qu'il importe de s'occuper pour atteindre ce but important. Que nous sommes
loin encore de toutes ces connaissances, et quelle carrière
ouverte à cette jeunesse laborieuse, née avec l'amour de
la philosophie, sous le règne des lois et l'heureuse influence
de la liberté, si propre aux progrès des sciences, qui toutes
reposent sur les *lois* de la nature et sur la *nécessité* de la
liberté, pour ses mouvemens.

FIN.

9 782019 627010